AF466705

DE LA

FORME DYSPHAGIQUE

DE LA

PHTHISIE LARYNGÉE

PAR

Alphonse FERRAND

DOCTEUR EN MÉDECINE DE LA FACULTÉ DE PARIS

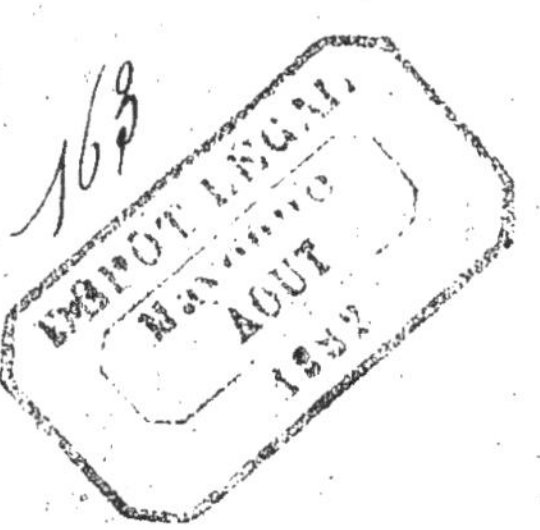

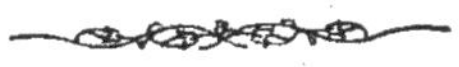

PARIS

ALPHONSE DERENNE

Boulevard Saint-Michel, 52

1882

DE LA

FORME DYSPHAGIQUE

DE LA

PHTHISIE LARYNGÉE

BIBLIOTHÈQUE NATIONALE R.F. IMPRIMÉS

PAR

Alphonse FERRAND

DOCTEUR EN MÉDECINE DE LA FACULTÉ DE PARIS

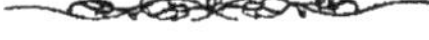

PARIS
ALPHONSE DERENNE
Boulevard Saint-Michel, 52
1882

Td 92
176

A MON PÈRE, A MA MÈRE

A LA MÉMOIRE DE MA BELLE-SŒUR

A MON FRÈRE LE Dr ALFRED FERRAND

A MES FRÈRES, A MES SŒURS

A MES AMIS

A MON SAVANT ET VÉNÉRÉ MAITRE

M. LE Dr LEGRAND DU SAULLE

Médecin de la Salpêtrière
Médecin en chef du dépôt de la Préfecture
Commandeur de l'ordre de Charles III d'Espagne
Officier de la Légion d'honneur

Faible hommage de ma profonde reconnaissance.

A M. LE Dr PROUST

Médecin de l'hôpital Lariboisière
Chevalier de la Légion d'honneur

A MON PRÉSIDENT DE THÈSE

M. LE PROFESSEUR CORNIL

Professeur d'anatomie pathologique à la Faculté de médecine de Paris
Médecin de l'hôpital de la Pitié
Chevalier de la Légion d'honneur

DE LA FORME DYSPHAGIQUE

DE LA PHTHISIE LARYNGÉE

INTRODUCTION

Parmi les symptômes de la phthisie laryngée, il en est un, la douleur à la déglutition, qui, constamment signalé par les auteurs, n'a guère été l'objet d'études spéciales. Appelé à observer un grand nombre de phthisies laryngées à la consultation laryngoscopique de l'hôpital Lariboisière, nous fûmes bientôt frappé de l'importance capitale et souvent prépondérante qu'acquérait dans certains cas le symptôme *dysphagie*. Tandis que plusieurs de nos malades n'ont accusé à aucun moment de troubles dans la déglutition, d'autres sont amenés à la consultation par la douleur souvent excessive que leur cause l'ingestion des aliments. Quoique aussi manifestement tuberculeux par le poumon que par le larynx, ils ne se plaignent, pour ainsi dire, que de la difficulté à avaler. Le passage des aliments ne s'effectue qu'au prix des souffrances les plus vives ; la pénétration de quelques parcelles dans le pharynx mal clos, détermine des quintes de toux suivies souvent de vomissements.

Pour peu que cet état persiste, le malade ne tarde pas à dépérir, et l'inanition fait des progrès d'autant plus rapides qu'à cet enchaînement symptomatique viennent souvent se joindre des douleurs insupportables localisées dans la tête et surtout dans les oreilles, et une salivation pouvant atteindre quelquefois des proportions considérables.

Frappé de cette physionomie clinique, nous consultâmes les auteurs qui s'étaient occupés de la phthisie laryngée. Nous fûmes étonné du peu d'espace réservé à la dysphagie dans ces différentes descriptions ; partout elle est signalée ; tous les médecins qui ont écrit sur ce sujet font mention de ce symptôme ; ils indiquent même son importance pronostique au point de vue de l'inanition qu'il amène ; ils le rapportent, après Louis, à des ulcérations épiglottiques et ne s'y attardent pas davantage.

Sans avoir la prétention de faire une histoire complète et précise de ce symptôme, nous chercherons, en mettant à profit les quelques observations que nous avons pu recueillir, à préciser davantage les lésions laryngées qui amènent la dysphagie. Nous étudierons avec soin les caractères cliniques de ce phénomène, les accidents qu'il entraîne à sa suite, les symptômes qui l'accompagnent. Puissions-nous ainsi justifier l'expression de *forme dysphagique de la phthisie laryngée* que nous avons mise en tête de ce travail, et qui nous semble répondre à ces cas où la dysphagie prime tous les autres symptômes par la physionomie clinique qu'elle imprime à la maladie, par l'influence fâcheuse qu'elle exerce sur la marche de la tuberculose en hâtant la fin du malade, enfin par le traitement spécial qu'elle réclame.

Sous la dénomination de dysphagie, nous engloberons aussi bien la douleur provoquée par la déglutition que la gêne au passage du bol alimentaire et sa déviation dans le canal aérien. Il est si difficile, dans la plupart des cas, de séparer ces deux choses que nous considérons comme très souvent connexes, si souvent même, que nous n'hésitons pas à faire de *forme dysphagique* le synonyme de *forme douloureuse*. N'arrive-t-il pas, en effet, à certains malades *d'avaler de travers*, parce que la douleur à la déglutition rend les contractions musculaires maladroites et insuffisantes pour occlure hermétiquement les ouvertures laryngée et nasale? On nous objectera sans nul doute que la dysphagie proprement dite peut exister sans douleur ; mais n'est-ce pas l'exception, et dans ces cas mêmes les phénomènes douloureux n'ont-ils pas existé à un moment donné, et leur absence n'est-elle pas l'indice d'une désorganisation profonde du larynx à la suite de la destruction de la muqueuse et par conséquent des filets nerveux?

Le plan que nous suivrons dans ce travail est le suivant :

Dans un rapide historique, nous rechercherons les auteurs qui, dans leurs ouvrages, se sont occupés de la dysphagie comme symptôme de la phthisie laryngée.

Le second chapitre aura trait aux caractères cliniques que présente la forme spéciale que nous voulons mettre en relief.

Les diverses lésions qui donnent naissance à la forme dysphagique seront ensuite étudiées.

Enfin, dans un dernier chapitre, nous donnerons les moyens thérapeutiques à employer pour soulager, sinon pour guérir, les malheureux malades atteints de cette forme douloureuse de la phthisie laryngée.

HISTORIQUE

Il est bien fait mention de la douleur à la déglutition, chez les phthisiques, dans les livres hippocratiques et dans les écrits des premiers auteurs ; mais quel fond pouvons-nous faire sur ces citations alors que les lésions laryngées n'attirent guère l'attention des observateurs. La dysphagie des phthisiques n'est-elle pas en effet dans certains cas sous la dépendance directe d'éruptions aphtheuses, de plaques de muguet, de lésions tuberculeuses du pharynx ? Or, comment débrouiller la part de chacune de ces causes dans la production du symptôme que nous étudions, les observations forcément incomplètes laissant le plus souvent dans l'ombre les lésions anatomiques mal connues ?

Morgagni (*De sedibus et causis morborum*, lettre 15, art. 15), nous semble être le premier auteur qui ait signalé la douleur à la déglutition relevant de la phthisie laryngée.

Bonet appelle l'attention, non pas sur la douleur à la déglutition, mais sur la difficulté avec laquelle s'exécute cette fonction. L'épiglotte rendue rigide par son induration squirrheuse, ne pourrait plus protéger le larynx, d'où la pénétration des aliments surtout des liquides dans le tube respiratoire : « *Epiglottidem a leo quandoque induratam deprehendi, ut non solum loquelæ abolitionem inferat, verum etiam non nisi frustra magna deglutire ægrum posse efficiat. Potus et omnia quæ cochleari exhibentur tra chœam intrant, rigidiore ab epiglottide non satis clausam* (*Sepulchretum*. Livre III, obs. VI).

Louis (*Recherches sur la phthisie*, 1825, page 244), s'est soigneusement occupé de la question. Il étudie les ulcérations laryngées des phthisiques qu'il rapporte à la stagnation des crachats. Se basant sur des observations recueillies avec un soin méticuleux, il cherche à déterminer les symptômes de ces ulcérations laryngées suivant leur siège. C'est ainsi que se basant sur 18 cas, il arrive aux conclusions suivantes :

Les ulcérations épiglottiques sont plus communes chez l'homme.

Rarement elles sont seules, non accompagnées d'ulcérations du larynx et de la trachée. Leur siège est la face laryngienne (Louis cite une seule observation où l'ulcération siégeait sur la face linguale), surtout vers le point d'intersection et le bord de cet opercule. Une fois l'épiglotte était complètement détruite.

Les symptômes accusés par les malades porteurs de ces ulcérations, sont les suivants : douleur fixe à la partie supérieure du cartilage thyroïde ou immédiatement au-dessus, gêne de la déglutition et sortie des boissons par le nez, le pharynx et les amygdales étant parfaitement sains.

Ces signes, comme nous le verrons plus loin, ne sont pas aussi exclusifs que semblait le croire Louis. Il nous est en effet arrivé assez souvent de les voir réunis chez des malades qui n'avaient pas d'ulcérations épiglottiques, mais une tuméfaction inflammatoire soit de l'opercule, soit de la muqueuse aryténoïdienne. Par contre, d'après Trousseau et Belloc, on pourrait découvrir ces lésions à l'autopsie, alors que pendant la vie le malade n'a témoigné ni douleur ni dysphagie.

Faisons encore remarquer que Louis signale bien chez ses dysphagiques le reflux des liquides dans les fosses nasales, mais nulle part il ne mentionne la pénétration du bol alimentaire dans le larynx.

Andral (*Clinique médicale,* 1834), étudie la laryngite chronique des phthisiques. Il appelle l'attention sur l'absence de la douleur dans cette maladie, ce qui ressortirait de ses observations, d'après lesquelles il n'aurait observé de phénomènes douloureux et dysphagiques que dans des cas très rares.

Trousseau et Belloc (1837). dans leur remarquable traité de la phthisie laryngée, font une longue étude de la douleur dans cette maladie et consacrent un chapitre aux signes fournis par le mode de déglutition. Ils sont moins exclusifs que Louis quant à la cause de ces phénomènes, et montrent que dans bien des cas l'ulcération n'est ni suffisante ni nécessaire pour amener la dysphagie. C'est à cette manière de voir que nous nous rattachons entièrement.

Barth publie dans les *Archives de médecine* en juin 1839 un mémoire sur les ulcérations des voies aériennes. Ce travail vient en grande partie confirmer les conclusions de Louis, mais l'auteur va plus loin et étudie plus complètement la partie clinique. « Dans une seconde période « (lorsque le travail ulcératif est avancé) la déglutition ne « se fait plus sans une douleur plus ou moins vive, pro- « portionnée à la grandeur des ulcérations et à la sensibi- « lité des parties qui en sont le siège. Le passage des solides

« plus douloureux généralement que celui des liquides,
« devient parfois absolument impossible ; la déglutition des
« liquides est souvent très difficile, et parfois les boissons
« déterminent des efforts de toux subite, et sont repous-
« sées par les fosses nasales ; la salive même ne peut être
« avalée sans souffrance, et augmente les douleurs que le
« malade éprouve à l'arrière-gorge et qui s'étendent sou-
« vent presque dans les oreilles. »

Qu'on ajoute à ces symptômes la salivation, qui est presque constante, et nous avons notre forme dysphagique ébauchée.

Après ces auteurs, nous entrons pour ainsi dire dans une nouvelle phase signalée par l'apparition du laryngoscope. De toutes parts surgissent des travaux sur la pathologie laryngée, mais si l'investigation physique de l'appareil vocal est poussée très loin, grâce à la belle découverte de Czermack, on sacrifie peut-être un peu trop les signes fonctionnels à l'analyse rigoureuse des lésions qui naissent et évoluent pour ainsi dire sous l'œil de l'observateur.

La dysphagie est certainement signalée dans tous les traités et par tous les médecins qui écrivent sur la phthisie laryngée, mais aucun ne cherche à approfondir l'altération qui l'amène. On la considère généralement comme le symptôme des ulcérations épiglottiques, et on ne recherche guère si les mêmes phénomènes ne peuvent pas dépendre de simples lésions phlegmasiques n'ayant point abouti au stade ulcératif.

CARACTÈRES CLINIQUES

DE LA FORME DYSPHAGIQUE

Les phénomènes dysphagiques sont rarement les premiers en date dans la phthisie laryngée. Le malade, presque toujours tuberculeux par les poumons, a des troubles de la voix depuis une époque variable ; c'est de la raucité ou bien une aphonie plus ou moins complète. Dans certains cas, ces deux ordres de symptômes se montrent en même temps. Ainsi, chez le malade qui fait l'objet de notre observation I, la douleur à la déglutition apparut en même temps que l'aphonie.

En tout cas, quel que soit le rapport d'apparition entre les troubles de la voix et les symptômes douloureux, les premiers n'ont jamais fait défaut chez tous les malades qu'il nous a été donné de voir, et nous ne connaissons pas d'observations de tuberculose laryngée, exclusivement cantonnée à l'épiglotte, donnant lieu, par conséquent, à des troubles dysphagiques sans modification aucune de la voix.

Douleur. — La douleur spontanée est généralement peu intense ; c'est plutôt une gêne que le patient ne déclare le plus souvent que si l'on attire son attention de ce côté. Cette gêne continue est localisée à la partie supérieure du cartilage thyroïde ou immédiatement au-dessus, ainsi que l'avait déjà remarqué Louis. Quelquefois, c'est une sensation désagréable de picotement, ou encore un sentiment de cuisson. Rarement, nous le répétons, les malades éprouvent une véritable souffrance, et, comme l'ont fait remarquer Trousseau et Belloc, elle n'est jamais assez vive pour les tourmenter beaucoup.

La pression, au niveau de l'interstice thyro-hyoïdien, l'exagère à peine, la phonation et les mouvements les plus amples de la respiration ne l'augmentent guère. Les mouvements de déglutition amènent, au contraire, des exacerbations de cette douleur, ainsi que nous le verrons plus loin.

Un point sur lequel M. Fauvel a appelé l'attention des médecins, *c'est la douleur souvent très vive ressentie au niveau des oreilles* dans la phthisie laryngée. Ici, nous ne pouvons mieux faire que de laisser parler l'auteur : « Le « malade éprouve des douleurs insupportables, non pas « dans le larynx comme on pourrait le croire, mais dans « les oreilles. Ces douleurs d'oreilles, si vives, si aiguës, « ne font jamais défaut dans la phthisie laryngée œdémateuse ou ulcéreuse, et le malade se plaint bien plutôt « des oreilles que du larynx ; quand la déglutition devient « très douloureuse, et que le patient ne peut plus avaler « que des aliments demi-liquides et mucilagineux, on le « voit se prendre les oreilles et les comprimer fortement « pour essayer d'atténuer la douleur éveillée dans ces organes par chaque mouvement de déglutition. Pour comble de souffrances, l'inflammation du larynx amène une « salivation abondante, et chaque fois qu'il faut avaler « cette salive, c'est un renouvellement de douleurs. S'il « n'existe d'ulcérations ou d'œdème que d'un seul côté du « larynx, on étonne singulièrement le malade qui n'a pas

« conscience de ce travail pathologique, en lui disant qu'il « souffre de l'oreille du même côté, si l'on touche ou si « l'on cautérise la partie lésée, le malade porte immédia- « tement la main à l'oreille du même côté » (Ch. Fauvel, dans *Traité de pathologie* de Jaccoud).

Ces douleurs d'oreilles existent toujours dans la forme que nous décrivons ; elles peuvent certainement se montrer chez des malades dont la déglutition n'est pas entravée ; mais nous les avons constamment rencontrées plus intenses et plus vives chez les dysphagiques. Ces souffrances d'ordinaire continues, sont accrues par les mouvements de toux, et surtout comme l'indique M. Fauvel, par les mouvements de déglutition. Souvent la fonction de l'ouïe est entravée et nous avons vu la surdité survenir à un degré plus ou moins marqué. Il est bien entendu que dans ces cas on ne constate ni écoulement du conduit auditif, ni aucun symptôme d'otite moyenne.

A quoi sont dues ces douleurs d'oreilles ? Faisons d'abord remarquer qu'elles n'ont rien de spécial à la tuberculose laryngée et qu'elles sont un symptôme fréquent de toutes les lésions pharyngo-laryngées. Que de fois n'a-t-on pas vu de simples angines catarrhales amener d'insupportables douleurs d'oreilles. Ici, il est vrai, on peut invoquer la propagation du processus phlegmasique à la muqueuse de la trompe d'Eustache, qui tuméfiée et boursoufflée, à l'étroit dans son canal rigide, est cause de ces douleurs rapportées au conduit auditif. Mais cette interprétation n'est pas toujours applicable. On a signalé des observations de pharyngite, d'ulcérations douloureuses de la gorge s'accompagnant de douleurs d'oreilles alors que l'autopsie démontrait l'intégrité complète de la muqueuse des trompes.

D'autre part, nous avons souvent entendu des malades, dont on détruisait les amygdales hypertrophiées par l'ignipuncture, se plaindre d'une vive douleur d'oreilles au moment où le thermo-cautère pénétrait dans la glande.

Traube, qui le premier, semble avoir signalé les douleurs d'oreilles dans la tuberculose gutturale, les rattache à l'existence d'ulcérations au voisinage de la trompe d'Eustache, et explique leur exagération par le passage des aliments en invoquant la contraction du muscle péristaphylin externe qui dilate l'orifice de la trompe et qui par conséquent tiraille la muqueuse ulcérée.

Fraenkel n'admet pas cette interprétation ; chez ceux de ses malades atteints de tuberculose pharyngée et ayant présenté des douleurs d'oreilles, l'examen rhinoscopique ne lui a montré aucune lésion des trompes ; il est donc disposé à croire qu'il s'agit d'une sensation réflexe transmise par le rameau de Jacobson et par le glosso-pharyngien (Barth. Tuberculose du pharynx et angine tuberculeuse. Thèse de Paris, 1880, page 65).

Cette dernière opinion est la seule applicable aux cas dont nous nous occupons, aux moins à ceux dans lesquels le pharynx est sain ou présente simplement quelques lésions glanduleuses, ce qui est fréquent dans la tuberculose laryngée. Un seul point diffère, c'est la voie de transmission qui serait ici le nerf laryngé supérieur.

Un autre signe que nous avons observé constamment chez les dysphagiques, *c'est l'hyperesthésie du pharynx et du voile du palais*. Le moindre attouchement produit des réflexes qui vont parfois jusqu'à amener le vomissement et qui en tout cas rendent l'examen laryngoscopique assez difficile. La glotte est déjà en grande partie cachée par la tuméfaction souvent considérable des muqueuses épiglottique et aryténoïdienne ; cette hyperesthésie vient donc encore ajouter à la difficulté de l'examen complet de la cavité laryngée.

Nous arrivons maintenant à *la dysphagie proprement dite*, c'est-à-dire à l'obstacle que rencontre le bol alimentaire pour passer directement de la cavité buccale dans le pharynx.

La nature de la substance avalée joue ici un grand rôle. Parfois les aliments solides et bien divisés réunis en un bol alimentaire homogène sont déglutis facilement, alors que le malade peut à peine avaler quelques gorgées de liquide. La difficulté au passage des substances liquides varie aussi avec leur nature. Ainsi la salive, dans bien des cas, ne peut être avalée qu'au prix des plus vives douleurs et surtout des douleurs d'oreilles. Plusieurs de nos observations ont trait à des malade qui avaient renoncé à déglutir leur liquide salivaire.

Cette exacerbation des douleurs est très probablement due dans ces cas à ce que les mouvements de déglutition se font pour ainsi dire à vide, et compriment plus fortement la muqueuse laryngée boursoufflée et ulcérée.

Certaines substances ne peuvent être avalées à cause de l'irritation qu'elles déterminent au passage sur la muqueuse malade. Tels sont le vin, le quinquina, l'alcool, l'huile de foie de morue et le vin créosoté.

D'autres aliments comme les potages, contenant diffé-

BIBLIOTHÈQUE NATIONALE IMPRIMÉS R.F.

rentes pâtes : vermicelle, tapioca, semoule etc ; ne peuvent non plus servir à alimenter les malades. En effet ces substances, non réduites en un bol homogène, sont souvent arrêtées et retenues dans le vestibule du larynx et y déterminent un chatouillement désagréable, des quintes de toux et souvent le vomissement.

Les pilules ne sont guère mieux supportées ; elles sont arrêtées à l'ouverture laryngée par la muqueuse tuméfiée et épaissie, et peuvent même revenir dans la bouche plusieurs heures et même un jour après leur ingestion, à l'occasion d'une quinte de toux.

Il est facile de comprendre à quoi est due cette perversion dans la déglutition.

Pour cela il est nécessaire de revenir au mécanisme de cette fonction.

Par déglutition on désigne la succession des actes musculaires qui font passer le bol alimentaire de la bouche dans l'estomac.

On la divise en trois temps :

Premier temps. Déglutition buccale, l'aliment parcourt la cavité de la bouche et s'avance jusqu'à l'isthme du gosier.

Deuxième temps. Déglutition pharyngienne ; l'aliment parcours le pharynx qui s'avance au-devant de lui pour le recevoir.

Troisième temps. Déglutition œsophagienne ; la masse alimentaire parcourt l'œsophage pour aboutir à l'estomac.

La déglutition peut être entravée dans chacun de ces trois temps, on a donc la dysphagie buccale, la pharyngienne, l'œsophagienne. Une seule nous intéresse ici : la pharyngienne, puisque le second temps est le seul modifié.

Le bol alimentaire, à l'état normal, ne peut être dévié dans les fosses nasales grâce à la présence du voile du palais, qui se rapproche de l'horizontale en même temps que se contractent les deux pharyngo-staphylins. Remarquons que ces muscles s'insèrent inférieurement jusque sur le cartilage thyroïde, ce qui nous explique leur contraction maladroite quand la muqueuse vestibulaire est lésée et par suite la possibilité de reflux des aliments par les fosses nasales.

La cavité laryngienne est protégée par l'épiglotte, et de plus par le resserrement glottique qui se produit au moment de la déglutition. Les belles expériences de Magendie ont montré que l'épiglotte n'était pas indispensable à la déglutition, et qu'à défaut de cet opercule, la glotte suffisait, grâce à sa richesse musculaire, et aussi à la sensibilité de la muqueuse laryngée. La clinique nous montre tous les jours des exemples confirmatifs de cette assertion. Combien il est fréquent en effet de voir des syphilitiques et même des tuberculeux ayant perdu leur épiglotte et pouvant avaler sans difficulté. Ces observations tendraient à infirmer l'opinion de Longet, qui croyait l'épiglotte nécessaire pour la déglutition des liquides.

Dans les cas de phthisie laryngée avec lésions de l'épiglotte et de la muqueuse aryténoïdienne, le bol alimentaire qui doit forcément entrer en contact avec ces parties avant de pénétrer dans le pharynx, peut rencontrer le larynx mal clos et s'y engager. D'ordinaire cette perversion dans la fonction est due à la vive douleur qui rend les muscles maladroits et paresseux ; plus rarement cette déviation peut avoir lieu sans souffrance, ce qui est dû alors à une profonde désorganisation de l'organe vocal. En même temps il peut arriver que les aliments reviennent par les narines, surtout les boissons. En tous cas, de violentes quintes de toux surviennent, provoquées par l'irritation de la muqueuse laryngée, et souvent le vomissement vient terminer la scène, rendant ainsi l'inanition plus rapide et plus sûre.

Certains malades ne peuvent avaler, surtout les liquides, sans que ces substances reviennent par les fosses nasales. Le larynx peut être bien clos et suffisamment protégé contre l'invasion des aliments ; mais le voile du palais est devenu insuffisant, et l'ascension des boissons dans les narines se reproduit à chaque fois que le malade boit. Chez d'autres sujets, cette pénétration n'a lieu qu'à la suite de quintes de toux violentes, amenées elles-mêmes par l'excitation de la muqueuse laryngée.

Dans ces deux cas, nous invoquerons comme cause, la maladresse, peut-être même la paresse des staphylo-pharyngiens ayant des insertions inférieures en contact avec une muqueuse malade.

Nous n'insisterons pas sur les *quintes de toux*, qui n'ont rien de spécial dans la forme qui nous occupe, si ce n'est leur fréquence.

Elles sont le résultat forcé de la pénétration des aliments dans les voies aériennes. Elles deviennent d'autant plus terribles pour le malade, qu'outre sa fatigue et la souffrance qu'elles lui causent, elles amènent très-fréquemment le rejet des substances qui ont déjà pénétré dans l'estomac, et concourent ainsi pour leur part à l'inanition.

Ce n'est pas tout. Un autre symptôme presque *constant*, et que nous trouvons à peine signalé par les divers auteurs, vient puissamment contribuer à l'affaiblissement du malade. Nous voulons parler de la *salivation*.

La quantité de salive rendue est parfois très-abondante. Nous l'avons vue dépasser le chiffre de 800 gr. dans les vingt-quatre heures. Elle est en général épaisse et visqueuse, et le malade est constamment occupé à la rejeter par des efforts d'éructation et de sputation.

Dans le crachoir, elle se présente sous l'aspect d'un liquide louche, blanchâtre et filant, à la surface duquel nagent quelques pelotons muco-purulents. La nuit n'apporte pas de trêve à cette déperdition continue de salive, aussi les patients sont-ils fréquemment éveillés par le besoin de cracher ; d'autres fois ils dorment la bouche entr'ouverte au-dessus du crachoir qui reçoit incessamment la salive s'écoulant d'une commissure.

Duchenne de Boulogne, à propos da la salivation qui survient dans la paralysie labio-glosso-laryngée, insiste de la façon suivante sur les funestes et rapides résultats qu'entraîne ce phénomène.

« Ne doit-on pas faire entrer en ligne de compte la « perte de salive comme une des causes de l'affaiblisse- « ment ? J'ai en effet noté que tous mes malades perdaient « leurs forces rapidement, dès qu'ils ne pouvaient plus « avaler leur salive. On connait l'influence de la salive « sur la digestion, on sait qu'elle doit cette propriété à « l'influence de la diastase. En outre des expériences faites « sur les animaux semblent démontrer que la salive est « nécessaire à la nutrition. M. le professeur Vella (de

« Turin), a pratiqué des fistules salivaires chez le cheval, « de manière que toute la salive s'écoulât en dehors. L'a- « nimal n'en éprouva aucun trouble apparent dans sa « digestion ; seulement la sécheresse du bol alimentaire « rendait la déglutition difficile, et l'on était forcé, pour « la rendre facile, de mêler des liquides à ses aliments. « Bien qu'il fût richement nourri, et surtout avec de l'a- « voine, il tomba en peu de temps dans un état de fai- « blesse et de maigreur extrêmes » (Duchenne de Boulogne. De l'électrisation localisée page 575. 3e édition 1872).

Tels sont les sérieux inconvénients de la salivation, qui vient chez nos malades hâter encore le dépérissement et le marasme, et contribuer ainsi pour sa part à la dysphagie, et aux troubles divers de la digestion.

Quelle est l'origine de cette salvation? M. Barth qui l'a notée dans des cas de tuberculose du pharynx l'explique « à la fois par l'irritation fonctionnelle réflexe des glandes « salivaires proprement dites, par une hypersécrétion des « glandes muqueuses du voile du palais et du pharynx « (qui sont presque toujours hypertrophiées), enfin et sur- « tout par la gêne de la déglutition qui est telle que le « malade aime mieux laisser couler sa salive au dehors. »

MM. Lecorché et Talamon, qui attirent l'attention sur ce symptôme que présentaient deux malades de la Maison de santé atteints de tuberculose pulmonaire, pharyngée et laryngée, supposent que la localisation qui s'est faite sur les parties supérieures du tube digestif, voile du palais et pharynx, existe aussi dans les annexes de la bouche, glandes sous-maxillaires et parotidiennes, et que ce flux salivaire si anormal n'est qu'un des symptômes de cette localisation inaccoutumée. Ils invoquent à l'appui de cette hypothèse des douleurs accusées par les malades dans la région des glandes sous-maxillaires et derrière l'angle de la mâchoire.

Nous ferons remarquer que ces douleurs, ainsi que la salivation, sont loin d'être rares, puisqu'elles existent presque constamment dans la forme dysphagique que nous décrivons ; il est donc difficile, pour expliquer cet ensemble de symptômes d'admettre les lésions tuberculeuses des glandes, alors que ces altérations n'ont pas encore été anatomiquement constatées jusqu'ici.

Tous ces signes que nous venons de décrire, n'existent jamais isolément, et ne se présentent pas dans la pratique avec la netteté et la précision que nous avons cherché à apporter dans leur description. Ils sont, en effet, plus ou moins marqués, suivant les cas, par l'appareil symptomatique de la phthisie pulmonaire. La phthisie laryngée ne va guère seule, et, constamment elle marche de pair avec la phthisie pulmonaire qu'elle complique, tantôt la devançant, le plus souvent ne faisant son apparition que lorsque cette dernière existe déjà, et a été reconnue depuis un temps plus ou moins long. En tous cas, cette coexistence vient encore aggraver le pronostic, et hâter la fin du malade, et cela d'autant plus sûrement que l'évolution des lésions pulmonaires est plus rapide et plus avancée.

MARCHE. DURÉE. TERMINAISON

La marche de la phthisie laryngée, chez les malades dont nous nous occupons, est très variable elle est non-seulement subordonnée à l'état du larynx, mais encore aux lésions pulmonaires et à l'état général.

Quelquefois l'ensemble des symptômes, que nous avons décrits plus haut, n'occupe la scène que pendant peu de temps et rétrocède rapidement ; mais ces cas sont très rares ; ou bien la thérapeutique parvient à atténuer les phénomènes douloureux, et le malade peut s'alimenter de nouveau et prolonger son existence.

Dans certains cas, le malade se refuse absolument à avaler la moindre nourriture et meurt rapidement d'inanition, amenée d'autant plus vite qu'il est tourmenté en même temps par l'insomnie, la salivation, les quintes de toux.

On peut voir aussi certains phthisiques, atteints de dyspnée laryngée, présenter des accès de suffocation à l'occasion des mouvements de déglutition. Ces accès plus ou moins fréquents et plus ou moins intenses finissent par amener la mort.

Il est impossible de donner un chiffre précis de la durée de la phthisie laryngée.

La terminaison presque fatale est la mort, qui, dans la généralité des cas, est amenée par l'inanition. Aussi, tandis que dans la tuberculose laryngée non douloureuse, le malade est le plus souvent emporté par des troubles respiratoires (accès de suffocation amenant l'asphyxie et la mort), les dysphagiques peuvent tomber dans le dernier degré de l'affaiblissement et du marasme.

Il n'est pas très rare de voir les symptômes douloureux diminuer d'intensité ou même disparaître complètement à la fin de la vie. Peut-être, dans ce cas le malade est-il trop déprimé pour percevoir encore les sensations douloureuses, ou bien le larynx est-il tellement désorganisé que les filets nerveux sont détruits et que les parties altérées sont ainsi rendues insensibles?

ETIOLOGIE

DE LA FORME DYSPHAGIQUE.

Causes générales. — La forme dysphagique existe surtout chez l'homme. Dans les observations, que nous avons recueillies à l'hôpital Lariboisière, une seule a trait à une femme.

Comme la tuberculose en général, sa forme dysphagique se montre en général de 18 à 30 ans. Dans une seule de nos observations, nous trouvons cette limite dépassée. Toujours chez les malades que nous avons observés, nous avons pu constater des signes plus ou moins avancés de tuberculose pulmonaire. Nous n'avons pas rencontré cette forme sans manifestations apparentes du côté de la poitrine.

Causes locales. — L'ouverture supérieure du larynx est limitée par l'épiglotte en avant, les cartilages aryténoïdes en arrière, les ligaments aryténo-épiglottiques sur les côtés.

Toutes ces parties se mettent en contact avec le bol alimentaire pendant le second temps de la déglutition ; aussi on comprend facilement, qu'une lésion quelconque en ces points, entraîne la douleur à la déglutition et la difficulté du passage des aliments.

Louis, à notre avis, a trop restreint l'étiologie de la dysphagie, en donnant comme cause univoque à ce symptôme l'ulcération épiglottique.

Les auteurs qui suivent, et Trousseau et Belloc en particulier, ne cherchent guère à préciser les lésions qui amènent la douleur et les troubles de la déglutition. Ils font remarquer, que les « signes recueillis par Louis, chez les malades affectés d'ulcérations épiglottiques sont quelquefois infidèles, car ils peuvent exister tous sans qu'on trouve d'ulcération de l'épiglotte, et manquer tous, l'épiglotte étant détruite. »

Ces auteurs ajoutent : « Au milieu de l'incertitude qui règne sur les causes de l'introduction des aliments dans le larynx, pendant l'acte de la déglutition, nous n'essaierons pas de donner une explication de ce phénomène, car il nous est impossible, quant à présent, de le rapporter à une lésion constante. »

1° *Lésions de l'épiglotte.* — C'est évidemment cet opercule qui, par ses altérations, donne le plus souvent lieu à la forme dysphagique. Cependant nous devons dire ici qu'il est assez rare de le trouver seul malade, et que presque constamment les aryténoïdes sont touchés en même temps. Il est bien entendu que nous ne nous occupons pas des lésions qui siègent plus bas (cordes vocales supérieures et glotte) et qui n'ont directement rien à faire avec le complexus symptomatique que nous avons décrit.

L'épiglotte peut être simplement rouge et un peu boursoufflée. Quelquefois la tuméfaction est telle, que cet organe est perçu par le simple abaissement de la langue. Cette rougeur et cette tuméfaction suffisent, dans bien des cas, pour entraîner la douleur en avalant, et, partant, la maladresse des muscles qui entrent en jeu dans la déglutition.

A un degré plus avancé, l'infiltration œdémateuse est très marquée; l'épiglotte est rouge, gonflée, très volumineuse, semblable à un prépuce dans les cas de phimosis ou de balano-posthite, quelquefois étranglée à sa base et violacée comme le gland, dans les cas de paraphimosis.

Les accidents dysphagiques sont alors plus accentués que dans le cas précédent.

Cet organe peut en outre présenter des ulcérations qui ont pour siège de prédilection la face laryngée, et, sur cette face, la base et la circonférence de l'épiglotte; mais, nous insistons sur ce point avec intention, la présence de ces ulcérations n'est pas nécessaire pour faire naître ces troubles dysphagiques.

Les ulcérations de la face linguale de l'opercule épiglottique sont très rares, et, pour notre part, nous n'en avons jamais rencontré chez les malades soumis à notre observation. Ce résultat ne nous étonne pas, puisque Louis, cet observateur minutieux, ne signale qu'un seul cas où il ait rencontré cette localisation.

L'épiglotte peut être encore détruite plus ou moins complètement, ou rétractée et sclérosée, mais ce dernier cas ne se montre qu'à la longue, et coïncide souvent avec la disparition des symptômes dysphagiques.

Nous n'avons pas à nous étendre sur les lésions des replis aryténo-épiglottiques dans la phthisie laryngée; elles ne nous ont jamais paru isolées et indépendantes des organes voisins. Il nous est souvent arrivé de voir ces replis, rouges, tuméfiés, obturant en partie la lumière du larynx, mais toujours, il y avait concurremment, des lésions souvent avancées des aryténoïdes et de l'épiglotte.

2° *Lésions de la muqueuse aryténoïdienne.* — Celle-ci est fréquemment touchée dans la phthisie laryngée. Comme l'épiglotte, elle n'est parfois que rouge et tuméfiée, l'échancrure aryténoïdienne a disparu et les deux aryténoïdes donnent à l'examen laryngoscopique l'apparence d'un bourrelet unique.

Quelquefois, la tuméfaction est énorme, avec pâleur de la muqueuse ; on a alors affaire à un œdème collatéral, souvent symptomatique d'une phlegmasie profonde (périchondrite). Enfin la muqueuse aryténoïdienne peut être le siége d'ulcérations, les symptômes aphasiques étant alors portés à leur summum.

Il est assez fréquent de voir ces altérations limitées à un seul aryténoïde ; le contraste est alors plus fréquent, et souvent le laryngoscope décèle une paralysie de la corde vocale correspondante à l'aryténoïde vocale.

Telles sont les lésions qui peuvent donner naissance à la forme dysphagique. Les symptômes douloureux se présentent à des degrés divers, suivant l'intensité des altérations ; rougeur, tuméfaction, quelquefois ulcérations de l'épiglotte et des aryténoïdes.

Assez fréquemment, ces deux parties du larynx sont malades simultanément, mais nous avons observé des cas bien nets où l'épiglotte était saine, alors que la muqueuse aryténoïdienne était touchée ; plus souvent des altérations épiglottiques coïncidant avec l'intégrité des aryténoïdes.

Il est clair que lorsque la dysphagie est due à une tuméfaction passagère des muqueuses aryténoïdiennes, comme dans les cas d'un œdème collatéral, dû à un abcès laryngé, ce symptôme disparaît avec la lésion causale.

TRAITEMENT

Partant de ce principe, que la douleur à la déglutition est le principal symptôme, souvent même la cause de la dysphagie proprement dite, nous avons recours à tous les moyens qui permettent au malade d'avaler sans souffrir.

La morphine sous toutes ses formes semble répondre à cette indication, aussi à l'hôpital Lariboisière voyons-nous journellement prescrire dans les formes dysphagiques la solution suivante :

Glycérine. . . . . 50 gr.
Chlorhydrate de morphine. 0,50 cent. à 1 gr.

Mettre une cuillerée à café de cette solution dans un demi verre de lait tiède, avec lequel on se gargarisera avant le repas.

Non-seulement, ce gargarisme peut abolir ou au moins diminuer considérablement la douleur, mais souvent il met fin aux quintes de toux, et partant, aux nausées et aux vomissements, qui en sont la conséquence forcée.

Un autre procédé, qui nous a semblé aussi donner de bons résultats, en calmant aussi sûrement les souffrances, consiste à insuffler le chlorhydrate de morphine à l'état de poudre jusque sur les parties malades. Pour cela on se sert d'un tube en verre ou en métal, présentant une courbe qui permette d'en introduire une extrémité dans l'ouverture laryngée. On souffle fortement par l'autre extrémité afin de chasser la poudre déposée dans le tube. La morphine est ainsi envoyée sur tous les points du vestibule du larynx, et ne tarde pas à anesthésier la muqueuse malade.

MM. Krishaber et Peter (*Article Larynx, in Dictionnaire encyclopédique*) conseillent de porter jusque dans la cavité laryngée un pinceau de blaireau assez grand et fortement trempé dans un liquide ainsi composé :

Extrait d'opium } aâ 0,50 centigr.
— de belladone }

Dissous dans

Eau distillée de laurier cerise. 20 gr.

Nous avons vu recourir souvent à ce procédé, mais les patients semblent souffrir de l'introduction du pinceau dans le larynx. Lorsque la muqueuse laryngée, si excitable normalement, est tuméfiée et ulcérée, tout attouchement doit, ce nous semble, déterminer ou augmenter les souffrances ; c'est pourquoi nous préférons recourir aux gargarismes plutôt qu'aux applications locales.

Les mêmes auteurs signalent encore « l'inhalation de vapeurs narcotiques avec un appareil inhalateur pouvant servir à l'inhalation de vapeurs chaudes. Une infusion avec des feuilles de stramoine ou de belladone 2 gr., eau commune 250 gr. est mise bouillante dans la boule à double tubulure et la chaleur est entretenue à 70° ou 75°. On ajoute alors eau distillée de laurier-cerise 30 gr., et le malade aspire ces vapeurs pendant quelques minutes et plusieurs fois par jour. »

Comme nous l'avons fait pressentir dans le cours de ce travail, le traitement général est difficilement applicable (huile de foie de morue créosotée, vin de quinquina, etc.)

à cause de la dysphagie. Le malade, en effet, ne peut supporter déjà que très peu de substances alimentaires.

Le lait est d'ordinaire le liquide préféré. Quelquefois, on peut y joindre du bouillon, du jus de viande, du vin étendu.

OBSERVATIONS

Observation I (personnelle).

Phthisie laryngée. Forme dysphagique.

Le nommé D..., âgé de 30 ans, garçon de magasin, entre le 25 février 1882 à l'hôpital Lariboisière, salle Saint-Charles (service de M. Proust). Ce malade, qui tousse depuis six mois environ, n'a jamais craché le sang. Pas d'antécédents héréditaires.

N'a pas perdu l'appétit. Transpirations nocturnes. N'a guère maigri depuis six mois.

Sa voix devient rauque vers le 15 janvier 1882. En même temps il éprouve un peu de gêne pour avaler.

Quelque temps après il se présente à la consultation de laryngoscopie, où l'on reconnaît les lésions au début de la tuberculose laryngée. Applications locales de nitrate d'argent au cinquantième.

Bientôt l'amaigrissement apparaît; la toux s'accroît, l'affaiblissement devient tel que le malade demande un lit à l'hôpital.

A son entrée, le 25 février, matité à droite et en avant sous la clavicule. Par la toux, on entend de gros râles et du souffle caverneux. Gêne continue au niveau de l'os hyoïde, douleur à la déglutition. Salivation abondante qui entraîne même l'insomnie (il remplit facilement quatre à cinq crachoirs dans les vingt-quatre heures).

Le vin créosoté est bu avec difficulté. Il détermine au passage une sensation vive de brûlure. Le lait passe assez facilement, ainsi que les œufs, alimentation ordinaire du malade.

Le vin et les potages déterminent des quintes de toux qui amènent presque fatalement des vomissements et le reflux des liquides par le nez.

Il ne peut avaler sa salive sans éprouver de violentes douleurs. Les douleurs à la déglutition siègent non-seulement à la gorge, mais encore dans les oreilles.

Celles-ci sont le siège de souffrances continues que viennent réveiller les mouvements de déglutition. Elles existent des deux côtés et leur exagération dépend de la substance avalée. Ainsi elles deviennent surtout intenses avec le vin créosoté, beaucoup moindres avec le lait et les œufs.

Le malade se plaint d'avoir constamment la gorge sèche, de sorte qu'il est forcé de boire une ou deux gorgées de liquide.

L'examen laryngoscopique est très difficile à cause de l'hyperesthésie pharyngée. Le miroir détermine des spasmes et des quintes de toux.

L'épiglotte ne paraît pas malade.

Au contraire, la muqueuse aryténoïdienne tuméfiée, forme un bourrelet continu et présente à sa surface des plaques grisâtres formées de pus ou d'ulcérations.

Traitement. — Bouillon, lait et œufs comme nourriture ; gargarisme avec un demi-verre de lait tiède et une cuillerée de la solution suivante.

Glycérine	60 gr.
Chlorhydrate de morphine	0,60

Avant le repas.

Ce traitement apporte un peu de soulagement au malade ; mais la dysphagie existe toujours et il restreint de plus en plus son alimentation pour diminuer ses souffrances. Aussi son amaigrissement fait-il de rapides progrès.

Vers le 15 avril, il y a pour ainsi dire, une détente de la douleur, la nourriture passe moins difficilement, et occasionne moins fréquemment des quintes.

L'examen laryngoscopique est mieux supporté.

L'épiglotte est rouge et un peu tuméfiée; elle n'a pas changé de forme, mais présente sur la face laryngienne quelques exulcérations grisâtres.

La muqueuse aryténoïdienne est rouge, gonflée, surtout à droite, elle est grisâtre et exulcérée par places.

Au-dessous le larynx est obstrué par du pus.

La fièvre se montre le soir, les sueurs nocturnes sont abondantes, l'amaigrissement s'accuse de plus en plus. La douleur à la déglutition est toujours moindre, mais il y a inappétence complète.

La mort arrive le 26 mai dans le marasme.

Il y a opposition à l'autopsie.

Observation II (personnelle)

Phthisie laryngée. Forme dysphagique.

La nommée G... Julie, âgée de 24 ans, domestique, entre le 6 mars 1882, à l'hôpital Lariboisière, salle Sainte-Mairie, lit n° 7 (service de M. Proust.

Cette malade tousse depuis au moins un an. N'a jamais été bien portante. Réglée à 18 ans. Les règles sont peu abondantes et très peu colorées.

L'appétit n'a guère diminué ; il y a cependant un peu d'amaigrissement.

Depuis un an, la voix est voilée. Il y a un mois elle s'éteint presque subitement à la suite d'un refroidissement.

En même temps, douleur à la déglutition. La salive est avalée plus douloureusement que les aliments. L'appétit n'a pas diminué, mais la malade restreint son alimentation, à cause de la douleur occasionnée au passage. Les liquides refluent par le nez, provoquent ainsi des quintes de toux qui amènent souvent le vomissement. Ce sont les œufs qui passent le plus facilement.

En dehors du moment de la déglutition, la malade a des quintes de toux qui n'amènent jamais le vomissement.

Expectoration constituée par une grande quantité de salive visqueuse, à la surface de laquelle nagent des crachats muco-purulents.

Examen au laryngoscope très-difficile à pratiquer à cause de l'hyperesthésie pharyngée.

On peut voir cependant la tuméfaction de la muqueuse aryténoïdienne présentant une coloration grisâtre due probablement à la présence des ulcérations.

Poumons : Râles sous-crépitants à droite.

Excavation à gauche.

Traitement. — Vin créosoté, vin de quinquina et gargarisme morphiné avant les repas,

Lait et œufs comme alimentation.

Au bout de quelques jours, elle est obligée de renoncer au vin créosoté et au quinquina à cause de la douleur cuisante qu'ils déterminent au passage.

Fin de mars. — La malade se plaint d'avoir sa gorge constamment sèche ; elle boit souvent de la tisane par gorgées, et baisse la tête afin de permettre au liquide de passer lentement et sans mouvements de déglutition. Amaigrissement considérable.

La douleur n'existe qu'au moment de la déglutition. Elle se localise à la partie postérieure du thyroïde. Douleur dans les deux oreilles seulement provoquée par la déglutition, surtout par le passage du vin créosoté. Le liquide passe par le nez mais sans déterminer de toux. La malade vomit rarement.

Vers la fin d'avril, la douleur est moindre au passage du lait, mais la malade avale de travers et vomit presque constamment.

L'émaciation fait de rapides progrès et la mort arrive dans le marasme, le 12 mai.

Autopsie le 13.

Deux cavernes au sommet droit, tubercules crus et adhérence des deux feuillets pleuraux. A gauche excavation au sommet avec tubercules à différents degrés d'évolution dans le reste du poumon.

Le larynx contient du pus.

Ulcérations sur cordes vocales, supérieures et inférieures qui sont presque détruites.

Epiglotte réduite de moitié, épaissie, dure au toucher, rouge, surtout à gauche. On ne voit pas l'insertion au thyroïde à cause de la tuméfaction et de l'adhérence des replis aryténo-épiglottiques. Pas traces d'ulcérations sur l'épiglotte.

Muqueuse aryténoïdienne augmentée de volume, rouge, ulcérée par places.

Observation III

(Recueillie par M. Bogdan, externe du service.)

Le nommé S..., Grégoire, horloger, se présente le 9 avril 1882, à la consultation laryngoscopique pour une aphonie et de la douleur en avalant.

Pas d'antécédents héréditaires. Il dit avoir eu à 18 ans une bronchite qui dura environ six mois, et dont il ne s'est jamais bien remis. A partir de ce moment il a toujours toussé, surtout aux changements de temps. Il a craché du sang deux fois.

Sa voix est changée depuis vingt mois. Elle a d'abord été enrouée, puis rauque, maintenant le malade peut à peine se faire entendre.

Il se plaint surtout des douleurs qu'il ressent au moindre mouvement de déglutition, aussi peut-il à peine manger, et a-t-il considérablement et rapidement maigri.

La salive, bien plus que les aliments, détermine de grandes souffrances au passage.

Outre cette douleur, le malade avale de travers, ce qui amène des quintes de toux suivies de vomissements. Quelquefois il rend les liquides par les fosses nasales.

Il crache beaucoup de salive visqueuse qui lui remplit constamment la bouche.

Il se plaint aussi de douleur dans les oreilles qui s'accentuent par les mouvements de déglutition, il prétend même être un peu sourd depuis qu'il souffre des oreilles.

On pratique l'examen de la poitrine; les sommets sonnent mal à la percussion surtout le sommet gauche. L'auscultation de ce côté fait reconnaître des craquements surtout perceptibles par la toux.

Le pharynx présente des sinuosités veineuses très-accentuées.

L'examen laryngoscopique est très-difficile; cependant on parvient à voir l'épiglotte, qui est rouge, fortement gonflée, légèrement tuméfiée. On ne peut apercevoir les cordes vocales.

On prescrit le traitement général, (huile de foie de morue créosotée, vin de quinquina), et contre la dysphagie un gargarisme morphiné avant chaque repas.

Le malade revient huit jours après. Il se trouve un peu mieux, les aliments ont été plus facilement avalés; il se laisse mieux examiner et on peut alors constater une ulcération sur la corde vocale inférieure gauche.

Quatre jours après, le malade revient. La dysphagie a diminué, mais il se plaint cette fois de quintes de toux incessantes, ainsi que des transpirations nocturnes. On prescrit des granules d'atropine et une potion morphinée pour le soir.

Le malade continue le traitement pendant tout le mois de juin.

On le revoit le 1er juillet. Les lésions laryngées n'ont pas rétrocédé cependant la dysphagie est minime, la voix est un peu revenue. L'appétit est meilleur.

Observation IV

(Recueillie par M. Bogdan, externe du service).

Le nommé B.... Pierre, âgé de 25 ans, tôlier, se présente à la consultation laryngoscopique de Lariboisière, le 28 mars 1882. Il se plaint d'une douleur en avalant qu'il ressent depuis une vingtaine de jours. Il peut à peine manger et boire à cause des souffrances que détermine le passage des substances alimentaires. Le vin et la salive amènent une douleur très violente; les liquides tièdes sont plus facilement supportés.

Il accuse une gêne continue au niveau du larynx, mais c'est dans les oreilles qu'il souffre le plus. Cette douleur d'oreilles est exagérée par les mouvements de mastication et de déglutition.

Les aliments sont fréquemment avalés de travers, ce qui provoque des quintes de toux, lesquelles ne sont pas suivies de vomissements.

Salivation abondante, surtout la nuit. Gorge sèche et brûlante.

La voix est rauque depuis un mois environ. A l'examen de la poitrine, submatité et craquements au sommet droit.

Examen laryngoscopique très difficile. On peut constater cependant que l'épiglotte est très rouge et très tuméfiée avec léger piqueté grisâtre. Le miroir ne tarde pas à provoquer des réflexes, ce qui nous empêche d'examiner le reste.

On prescrit le traitement général (huile de foie de morue créosotée, vin de quinquina, teinture d'iode) et un gargarisme morphiné.

Le 20 avril. — Le malade revient, il se trouve mieux. La dysphagie diminue, le vin pur qui auparavant déterminait des souffrances atroces est maintenant supporté. Les douleurs d'oreilles persistent.

Au larynx, l'épiglotte est moins rouge, moins tuméfiée. Aryténoïdes un peu rouges.

Le 30 avril. — Le malade ne souffre presque plus. Les aliments sont très bien supportés, et même la salive ne détermine en passant que très peu de douleur. B.... se trouve si amélioré qu'il part pour la Lorraine, son pays natal, et il ne revient que le 21 juin. Il nous dit qu'il a été assez bien pendant tout ce temps.

Le 1er juillet. — Il vient se plaindre de nouveau de dysphagie, les aliments et la salive ne sont plus avalés qu'au prix de vives douleurs, à tel point que B... se refuse de manger le soir.

Le mal d'oreilles a augmenté, il crache beaucoup, tousse, et accuse des insomnies et des transpirations.

Au laryngoscope, on constate que l'épiglotte tuméfiée est semblable à un prépuce dans le phimosis, les aryténoïdes sont fortement œdématiés et blanchâtres, surtout à gauche. Il a dû se faire probablement une périchondrite ou une chondrite.

On prescrit un gargarisme morphiné en augmentant la dose (au 30e) et une potion opiacée pour le soir.

On n'a plus de ses nouvelles.

Observation V (personnelle).

Le nommé C..., Honoré, âgé de 42 ans, charretier, se présente à la consultation laryngoscopique de l'hôpital Lariboisière, 24 avril 1882.

Il y a quatre ans, il aurait eu une bronchite pendant laquelle il aurait craché le sang.

Il y a deux ans, en 1880, il eut une pleurésie à droite ; depuis, il n'a pas cessé de tousser.

Au mois de février dernier, il fut mouillé par une pluie froide deux heures durant. Le lendemain, sa voix fut enrouée. Huit jours après, quintes de toux et crachement de sang.

C... présente un faciès pâle, amaigri, fatigué ; il tousse continuellement ; ongles hippocratiques. Perte d'appétit. Matité à droite sous la clavicule et râles humides. Craquements à gauche.

C'est une vive douleur en avalant qui l'amène à la consultation. Il se plaint aussi d'une gêne continue, au niveau du bord supérieur du thyroïde.

Il lui est impossible d'avaler sa salive ; les mouvements de déglutition déterminent une cuisson et une brûlure très intenses dans la gorge.

Il ne peut avaler les solides, et recherche surtout les liquides tièdes.

Il se plaint en même temps d'une douleur continue d'oreilles plus accentuée dans l'oreille droite ; cette douleur s'exagère par les mouvements de mastication et par la toux.

Abondante salivation. Quintes de toux déterminées par la déglutition et amenant le vomissement.

A l'examen laryngoscopique, on constate que l'épiglotte est très volumineuse et d'un rouge vif. Les muqueuses aryténoïdiennes sont œdématiées, surtout à droite où l'œdème est pâle et tremblotant. Les deux cordes vocales supérieures sont tuméfiées et rouges, elles recouvrent les inférieures, qu'on peut pourtant apercevoir dans certaines positions de la glotte. On reconnaît alors que ces deux cordes sont couvertes de plusieurs ulcérations. A l'aide d'une aiguille courbe, on fait des scarifications sur l'aryténoïde droit.

On prescrit au malade le gargarisme morphiné et le traitement général.

Huit jours après C.... revient, sa dysphagie est un peu diminuée, il dit qu'il peut manger un peu mieux.

Les douleurs d'oreilles sont plus tolérables.

Il n'est pas revenu depuis ce jour.

Observation VI (personnelle).

Le nommé M... Joseph, âgé de 23 ans, peintre en bâtiments, est militaire depuis 16 mois. Il avait eu une bronchite quelque temps auparavant ; a eu une hémoptysie au corps ; est en congé de convalescence.

Vient à la consultation laryngoscopique au commencement de mars pour la vive douleur qu'il ressent en avalant. Cette douleur dure depuis 6 mois, mais a augmenté dans ces derniers temps. Pas de douleur spontanée.

Les aliments chauds amènent plus facilement la toux. Les boissons reviennent par le nez. Vomissements. Douleurs sous les oreilles, surtout après manger, rend beaucoup de salive, la nuit principalement. Gorge sèche qui le force constamment à boire quelques gorgées de liquide.

Submatité à droite avec gargouillements, surtout à la toux.

Epiglotte avec tuméfaction de toute la région aryténoïdienne. Ulcération de la corde vocale inférieure gauche.

On donne le gargarisme morphiné et le traitement général.

Le 4 mai. — Il revient amélioré.

Observation VII (personnelle)

N... Léon, 27 ans, employé, vient à la consultation laryngoscopique de l'hôpital Lariboisière le 13 avril 1882.

Il tousse beaucoup depuis le 1er janvier de cette année, surtout la nuit ; rend des crachats épais et jaunes. Il a beaucoup maigri ; a d'abondantes transpirations nocturnes ; pas de crachements de sang, pas de vomissements par la toux.

Au moment de l'apparition de la toux, la voix a changé ; elle est devenue rauque, et par moment, tout à fait éteinte. Douleur vive en avalant, surtout en avalant la salive. Le vin, la bière, principalement la bière, déterminent au passage d'atroces souffrances. Les soupes au pain, au vermicelle, passent difficilement. Il ne peut que sucer des viandes saignantes, et prend en moyenne un repas sur trois. Sensation constante de sécheresse dans la gorge. Quand les aliments passent de travers, ils provoquent des quintes de toux qui n'ont jamais été suivies de vomissements. Les liquides passent même par le nez sans la toux. Après chaque repas, il rejette une partie des aliments, restés dans la gorge.

Il éprouve dans l'oreille gauche un chatouillement, qui devient une véritable douleur au moment de la déglutition.

Salivation très abondante. Le patient n'avale pas de salive. Il ne peut dormir à cause du besoin incessant de cracher. Au laryngoscope, épiglotte tuméfiée et violacée comme le gland dans le paraphimosis. Exulcération sur le bord libre. Submatité et râles sous-crépitants sous la clavicule gauche.

On prescrit : gargarisme morphiné.

Le malade n'est plus revenu à la consultation.

Observation VIII (personnelle).

Le nommé H... Henri, âgé de 47 ans, ébéniste, vient à la consultation laryngoscopique de Lariboisière le 15 mai 1882.

Depuis janvier, il ressent mal à la gorge tous les matins en se réveillant, tousse depuis trois mois. A beaucoup maigri.

Le bol alimentaire lui déchire la gorge. Il ne peut avaler ni solides ni liquides sans douleur. Le pain surtout détermine de grandes souffrances ; la boisson passe un peu plus facilement, sauf l'eau-de-vie.

Quelquefois la toux amène une reflux par le nez. Il avale souvent de travers.

Crache beaucoup, jour et nuit. Insomnie à cause de la toux, de la salivation et de la fièvre.

Douleur dans les deux oreilles surtout au moment de la déglutition. Céphalalgie constante.

Voix simplement sourde.

Examen laryngoscopique difficile. Épiglotte très volumineuse et rouge, ressemble à une grosse fraise bouchant l'entrée du larynx. Râles sous-crépitants sous la clavicule gauche.

Traitement. — Gargarisme morphiné.

Le malade le prend pendant un mois et le cesse à cause de l'amélioration sensible.

Le 15 juillet. — Il revient à la consultation. État local toujours le même, mais les phénomènes douloureux ont beaucoup décliné.

Le malade peut manger de tout.

Observation IX (personnelle)

Ren..., François, homme de peine, vient le 15 juillet à la consultation laryngoscopique. Frère mort de tuberculose; enfant mort à vingt-deux mois de méningite tuberculeuse.

S'enrhume très facilement depuis longtemps. Il y a deux ans, pleurésie droite, qui lui fit faire à l'hôpital un séjour de deux mois. Depuis ce temps, il a toujours toussé.

Il se plaint actuellement de douleur en avalant. Ce sont les aliments solides qui amènent surtout les souffrances. Les liquides passent plus facilement, mais parfois ils refluent vers les fosses nasales.

Douleurs dans les deux oreilles, surtout augmentées par les mouvements de déglutition.

Le malade a toujours la gorge sèche. Il crache une grande quantité de salive, aussi bien la nuit que le jour. Voix à demi éteinte. Râles par la toux au sommet droit.

L'examen laryngoscopique est relativement facile.

L'épiglotte est très rouge, tuméfiée, présente des exulcérations surtout à gauche. Les aryténoïdes sont rouges et gonflés, ainsi que les cordes vocales supérieures.

On ordonne au malade de l'huile de foie de morue et un gargarisme morphiné.

CONCLUSIONS

Dans certains cas de phthisie laryngée, la dysphagie est le symptôme capital, prédominant ; les autres, tels que toux, dyspnée, aphonie, sont peu accentués ou en dépendent manifestement. Ce sont *les formes dysphagiques* de la phthisie laryngée.

La forme dysphagique assombrit le pronostic par l'inanition qu'elle amène.

L'inanition se produit d'autant mieux que les quintes de toux déterminées par la pénétration de substances dans le canal aérien, provoquent le rejet du peu d'aliments avalés.

Les vives douleurs d'oreilles, et l'abondante salivation qu'on observe presque constamment contribuent aussi pour leur part à l'affaiblissement du malade.

L'anesthésie des parties malades, au moyen de gargarismes morphinés, apporte le plus souvent une sérieuse amélioration dans l'état du patient en rendant la déglutition plus facile.

INDEX BIBLIOGRAPHIQUE

Morgagni. — De sedibus et causis morborum.

Bonet. — Sepulchretum.

Louis. — Recherches sur la phthisie, 1825.

Andral. — Clinique médicale, 1834.

Trousseau et Belloc. — Mémoire sur la phthisie laryngée, 1837.

Barth. — Mémoire sur les ulcérations des voies aériennes. Archives de médecine, juin 1839.

Toulmouche. — Etudes cliniques sur les ulcérations du larynx et de la trachée artère. In archives de médecine, 1857.

Forest. — De la laryngite ulcéreuse. Thèse de Paris, 1863.

Hérard et Cornil. — De la phthisie pulmonaire. Paris, 1867.

Mandl. — Traité des maladies du larynx, 1872.

Bergeaud. — Manifestation de la tuberculose sur le larynx (thèse de Paris, 1873).

Deel. — Phthisie laryngée (thèse de Paris, 1872).

Pelau. — Phthisie laryngée (thèse de Paris, 1878).

Lepine. — Phthisie laryngée (annales Larynx, 1879).

Krishaber et Peter. — Article Larynx, in dictionnaire encyclopédique des sciences médicales.

Isambert. — Maladies du larynx, 1877.

Jaccoud. — Traité de pathologie interne.

Barth. — Thèse de Paris (1880).

Imp. A. DERENNE, Mayenne. — Paris, boulevard Saint-Michel, 52.

www.ingramcontent.com/pod-product-compliance
Ingram Content Group UK Ltd.
Pitfield, Milton Keynes, MK11 3LW, UK
UKHW020408220726
13923UKWH00004B/1809